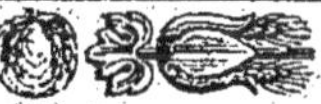

INSTRUCTION

SUR LE

CHOLÉRA-MORBUS;

CRAINTE EXAGÉRÉE QU'INSPIRE CETTE MALADIE,

PRÉSERVATIF ET TRAITEMENT QU'ELLE EXIGE;

CRITIQUE

DE L'OPINION ERRONÉE ET DU TRAITEMENT PEU RATIONNEL
DES MÉDECINS ÉTRANGERS:

Par **C. COLIN** (DE NANCY),

DOCTEUR EN MÉDECINE DE LA FACULTÉ DE PARIS,
EX-CHIRURGIEN A LA GRANDE-ARMÉE DE RUSSIE.

PARIS,

CHEZ LECOINTE ET POUGIN, LIBRAIRES, QUAI DES AUGUSTINS.

NANCY,

CHEZ { L'AUTEUR, rue des Quatre-Églises, n.° 11.
{ VIDART et JULLIEN, *Libraires.*

1831.

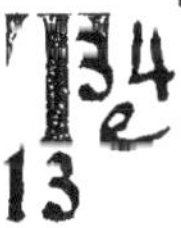

INSTRUCTION

SUR LE

CHOLÉRA-MORBUS;

CRAINTE EXAGÉRÉE QU'INSPIRE CETTE MALADIE,

PRÉSERVATIF ET TRAITEMENT QU'ELLE EXIGE;

CRITIQUE

DE L'OPINION ERRONÉE ET DU TRAITEMENT PEU RATIONNEL
DES MÉDECINS ÉTRANGERS;

Par C. COLIN (de nancy),

DOCTEUR EN MÉDECINE DE LA FACULTÉ DE PARIS,
EX-CHIRURGIEN A LA GRANDE-ARMEÉ DE RUSSIE.

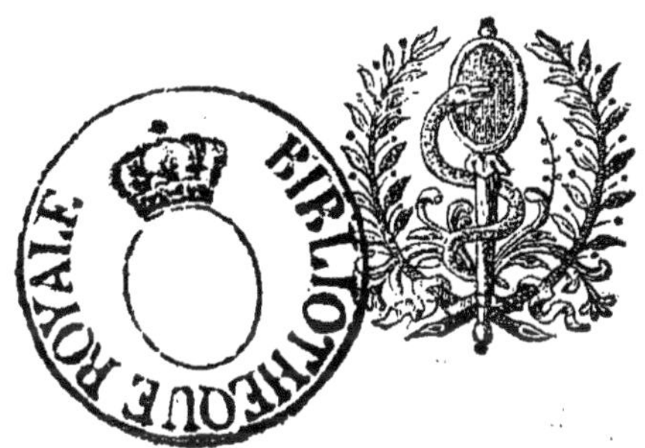

PARIS,

CHEZ LECOINTE ET POUGIN, LIBRAIRES, QUAI DES AUGUSTINS.

NANCY,

CHEZ { L'AUTEUR, rue des Quatre-Églises, n.° 11.
{ VIDART et JULLIEN, *Libraires.*

1831.

INSTRUCTION

SUR LE

CHOLÉRA-MORBUS.

Dans notre NOUVEL AVIS AU PEUPLE, nous signalons l'estomac et les intestins comme le siége de la plupart des maladies épidémiques ; ou, en d'autres termes, nous avons prouvé que toutes ces maladies ne sont que diverses modifications, divers degrés de la gastro-entérite.

En effet, ces sortes de maladies provenant en général de la constitution de l'air, et les eaux, presque partout en contact avec lui, prenant bientôt part aux modifications qu'il éprouve, enfin aucun objet de la nature n'y restant étranger, il n'est pas étonnant que les voies digestives en soient affectées, ou plutôt il est impossible que les choses se passent d'une autre manière. Et si d'un autre côté l'air n'affecte pas moins les organes respiratoires que l'estomac, ce dernier viscère ressent bientôt, par sympathie et par les modifications que le sang éprouve, l'effet de l'irritation bronchique ou pulmonaire.

Nous en concluons que toutes ces maladies doivent être soumises au même genre de traitement ; et nous pouvons, nous devons même affirmer que dans l'état actuel de la science, l'art du médecin se réduit à rendre le traitement aussi local qu'il est possible, c'est-à-dire, à attaquer le mal où il éclate, et à proportionner l'énergie des moyens curatifs aux forces du malade et à la violence de la maladie.

Quant à la tâche des particuliers et de l'autorité, elle consiste dans l'emploi des moyens préservatifs : nous espérons prouver qu'elle est très-facile, très-simple, et qu'elle n'exige ni appareil ni violence.

Ces principes sont principalement applicables à la maladie régnante, qui est aujourd'hui l'effroi des peuples de l'Europe; en effet, elle nous paraît être une de celles dont les variétés et les progrès dépendent le plus des circonstances locales.

Du Choléra. Le CHOLÉRA-MORBUS est une vive et rapide inflammation des voies digestives; c'est-à-dire, de l'estomac et des intestins. La membrane muqueuse de l'estomac, vivement irritée, rejette par le vomissement d'abord toutes les matières alimentaires que ce viscère contient, et celles qu'on y ingère ensuite : dans la violence du mal, les boissons les plus légères ne sont pas conservées un seul instant.

L'intestin, non moins vivement irrité, ne souffre le contact d'aucune substance solide ou liquide, et, précipitant ses contractions, rejette par la voie des selles tout ce qui se présente à l'intérieur du canal.

Mais lorsque les matières alimentaires et fécales sont expulsées, une sécrétion abondante et non interrompue, causée par la vive irritation de la membrane gastro-intestinale, entretient le vomissement et la diarrhée : et si le malade prend quelque nourriture, elle est promptement rejetée, sans avoir subi aucune élaboration.

Les innombrables filets nerveux qui aboutissent à la surface muqueuse gastro-intestinale, partageant l'irritation de cette membrane, la font promptement ressentir à tout le système nerveux : de là les crampes, produites par la contraction des nerfs qui traversent les muscles : de là encore les affections cérébrales et même spinales; car le grand nerf sympathique, dont nous avons décrit[1] l'étendue et les connexions, transmet l'irritation soit au cerveau, soit à la moëlle épinière, avec une promptitude et une force proportionnées à la violence du mal.

Ce qui prouve l'intensité de l'inflammation gastro-intestinale, c'est le refroidissement à l'extérieur, et la grande chaleur interne que le malade accuse; l'accablement, l'anéantissement général et subit des forces musculaires; enfin la petitesse du pouls, l'absence de la fièvre générale, sans doute parce que le sang afflue en masse sur les points affectés, et y concentre l'inflammation.

Quelquefois l'inflammation fait de si rapides progrès, que le malade succombe avant que le vomissement et la diarrhée aient éclaté.

Quelquefois encore, le système nerveux éprouve une secousse si violente et si rapide, que des accidents cérébraux, une extincion rapide de la sensibilité, la paralysie qui en est la suite nécessaire, font périr le sujet dans une sorte d'apoplexie.

Telle est l'histoire du choléra-morbus, lorsqu'il éclate dans la plus grande intensité, et sous l'influence des circonstances les plus propres à en favoriser le développement. Mais le plus ordinairement, chez les sujets sains d'ailleurs et peu disposés à l'état d'irritation, cette maladie si terrible se réduit à une diarrhée de quelques jours, plus incommode que douloureuse, souvent même sans vomissement. Chez d'autres, on observe une constipation accompagnée de maux de tête, symptômes d'ailleurs presque inséparables.

Il est difficile de concevoir que l'on ait méconnu la gastro-entérite dans une maladie qui affecte primitive-

[1] Nouvel Avis au Peuple.

ment l'estomac et l'intestin, et dont les effets sympathiques sur les autres organes ne diffèrent pas essentiellement de ceux que produisent les autres gastro-entérites, telles que les fièvres putrides ou typhus, les dysenteries, la fièvre jaune, etc. Prostration des forces, affaiblissement de la circulation proportionné à la concentration des forces vitales, accidents cérébraux ou nerveux : tels sont constamment ces effets.

Nous nous permettons cette observation, parce qu'il n'est pas aussi indifférent qu'on pourrait le croire, de donner ou non leur vraie dénomination aux choses, aujourd'hui que les noms, loin d'être insignifiants, présentent les idées que l'on se fait des objets. Il est donc important de se convaincre que le choléra est une vraie gastro-entérite, afin d'y appliquer le traitement qui lui est propre : traitement suffisamment développé dans notre nouvel Avis au Peuple, et que nous répéterons cependant encore dans ce petit Traité, afin d'en prouver l'efficacité, et surtout de détruire les préjugés que la doctrine médicale des étrangers est loin d'avoir abandonnés.

Circonstances favorables à l'invasion du Choléra.

Avant d'entrer dans ces détails, il est bon de faire connaître les circonstances locales qui ont fait de cette maladie un véritable fléau dans diverses contrées.

Dans l'Inde.

LE CHOLÉRA-MORBUS est endémique dans l'Inde. Les grandes chaleurs du jour alternant avec des nuits très-froides, dans un pays où la classe inférieure est livrée au dénuement presque absolu des commodités de la vie ; l'usage immodéré et général du poivre, pour relever le goût du riz cuit à l'eau, mets insipide qui est la seule nourriture du pauvre ; les excès en tout genre que se permettent les classes plus élevées : telles sont sans doute les causes qui entretiennent cette maladie dans l'Inde, et auxquelles il faut probablement joindre une constitution peu connue de l'atmosphère.

Il paraît qu'à la suite de leur dernière expédition en En Russie.
Perse, les armées russes ont apporté cette maladie dans
l'empire. La manière de vivre de la populace russe
nous paraît singulièrement propre à favoriser le développement d'une maladie inflammatoire, et à la rendre
épidémique et contagieuse, en ajoutant à la malignité
des miasmes qui peuvent infecter l'air et les eaux.

Les gens de boue, c'est ainsi qu'on nomme la dernière classe de la population dans les grandes villes de
la Russie, se nourrissent d'un pain lourd et mal sain,
de cornichons, d'aulx, de pâtés de poisson, de caviar,
ou œufs d'esturgeon salés. Leur boisson ordinaire est
une mauvaise bière, et ils font un usage immodéré de
l'eau-de-vie qu'ils extraient du grain et des pommes
de terre.

Livrés à la plus dégoûtante malpropreté, ils ignorent
l'usage du linge : souvent on voit plusieurs familles
avec leurs enfants habiter une seule chambre enfumée :
le dessus du four, où l'on dépose ordinairement la
provision de grain, n'en est pas moins la couche com-
mune de tous les habitants, qui s'y entassent pêle-
mêle. Il est presque inutile d'ajouter qu'ils sont couverts
de vermine, et que la gale et les affections scorbutiques
sont très-communes parmi eux.

La manière de vivre des Polonais des classes infé- En Pologne.
rieures, est à-peu-près semblable : ils sont en outre
presque tous en proie à une dégoûtante maladie
nommée la PLIQUE.

Une espèce de feutrage des cheveux et de tout le
système pileux, est le symptôme qui a valu à cette
maladie le nom de plique; mais les maux de tête, la
migraine, les terreurs, le dégoût de la vie, la perte
de l'odorat et du goût, la sécheresse de la langue, la
perte de l'appétit, un catarrhe bronchique accom-

pagné de crachats blancs, les palpitations, les douleurs et l'affaiblissement des membres, les spasmes, les convulsions, les paralysies partielles sont des accidents qui dénotent une altération profonde et souvent irrémédiable de toutes les fonctions vitales. Enfin chez plusieurs, des ulcères affreux, des cancers dont la marche lente n'en est pas moins funeste, dévorent la face et les mamelles : la phthisie, l'hydropisie, le scorbut terminent cette longue suite de douleurs.

Cette maladie règne principalement dans la Polésie, la Lithuanie, la Samogitie, la Gallicie, la Servie, la Wolhynie et l'Ukraine. En Wolhynie et en Ukraine, elle est répandue parmi le peuple dans la proportion de deux ou trois sur dix; parmi les nobles et les gens riches, en raison de deux sur trente à quarante. Cette dernière observation prouve combien la propreté et l'aisance modifient les effets d'une affection endémique ou épidémique, quelle qu'elle soit.

Personne au reste n'ignore que la Russie et surtout la Pologne sont des pays couverts de forêts et entrecoupés de vastes marais : que beaucoup de villes et de villages sont enveloppés de ces eaux stagnantes. Le terrein au nord de Pétersbourg est si marécageux, qu'en certains endroits il est très-dangereux de s'écarter de la route. Les marais de Pinsk, au centre de la Pologne, occupent l'étendue d'une province.

En Tartarie. C'est par des causes à-peu-près semblables que la maladie régnante a été contagieuse chez les Tartares, depuis la grande muraille jusqu'à la mer Caspienne. Les Ouzbecks, Tartares voisins de cette mer, et par conséquent de la Perse, ont une réputation de malpropreté si bien établie, que les Persans appellent les Russes, les Ouzbecks de l'Europe.

En Allemagne, On doit en conclure que les peuples de l'Allemagne

et de l'Autriche, chez lesquels il règne plus de propreté, plus d'aisance en général, sont moins exposés
aux ravages d'une maladie épidémique de ce genre.
Cependant les populations qui s'accumulent dans un es-
pace très-resserré, auront sans doute plus à souffrir.

Chez les riches.

Mais si l'indigence est particulièrement exposée à ce
danger par l'usage d'une nourriture malsaine, par les
excès où elle cherche une jouissance grossière, enfin
par les privations auxquelles elle est condamnée, des
causes tout opposées produisent les mêmes effets sur
les gens riches. En effet nous avons prouvé, dans notre
Avis au Peuple, qu'une nourriture exquise, succu-
lente, riche en principes nutritifs, ingérée sans ména-
gement dans l'estomac, opère sur ce viscère une surex-
citation qui ne tarde pas à l'irriter, et donne une
constitution sanguine et pléthorique, un surcroît d'em-
bonpoint qui dispose à toutes les maladies inflammatoires. L'usage non interrompu, fût-il modéré, des vins
généreux et des liqueurs de table, d'infusions fortement chargées de café ou de thé, présentent les mêmes
dangers. Ce sont des vérités que tout le monde avoue,
et il est reconnu que la restauration de la doctrine
médicale a introduit, en France principalement,
d'heureux changements dans le régime ordinaire.

Méthode erronée des étrangers.

Nos voisins Anglais et Allemands n'en paraissent
pas encore bien pénétrés. Leur doctrine médicale
surtout n'a point pour base les principes de la saine
physiologie.

On a tout tenté, disent-ils, contre le Choléra-morbus.
Et pourquoi tout tenter ? sommes-nous encore dans
ces siècles où une profonde ignorance des fonctions
organiques faisait à l'homme le plus sage une loi de
multiplier, de varier les tentatives ? Aujourd'hui il est
reconnu que le système organique est un, que la ma-

ladie est une, et que les remèdes ne doivent varier que dans ce qu'ils ont d'accessoire et de secondaire.

ADOUCISSEZ, AFFAIBLISSEZ, DÉTOURNEZ, avons-nous dit et répétons-nous : nous ne voyons, dans la MALADIE, que ces trois moyens qui n'ont qu'un but, la RÉSOLUTION de l'inflammation. Examinons si les méthodes médicales des Allemands et des Russes sont propres à l'atteindre, et si les médicaments qu'ils conseillent sont de nature à faire cesser l'état d'inflammation.

L'ESPRIT DE MENTHE. Cette plante a une odeur agréable, une saveur amère, aromatique, un peu camphrée : elle occasionne dans la bouche un sentiment de chaleur : elle contient même une quantité notable de camphre. Elle possède au plus haut degré la vertu stimulante, et l'action qu'elle exerce est extrêmement prompte : elle augmente notamment l'action du système circulatoire, du système nerveux, du cœur et du cerveau.

CALOMÉLAS, MERCURE DOUX, OU PROTOCHLORURE DE MERCURE. C'est encore un stimulant. Administré à la dose de dix grains, il provoque des douleurs d'intestin et des selles. En moindre quantité, il occasionne toujours une stimulation des voies digestives. Ce médicament, en faveur chez les Anglais et les Allemands, et par contre-coup chez les Russes, n'est plus employé parmi nous qu'en frictions. En général, les préparations mercurielles sont bannies de notre médecine.

C'est à titre de PURGATIF qu'on emploie cette substance, et pour DÉSOBSTRUER l'intestin de la matière crêmeuse qui le remplit. Oui, tant qu'on laissera donner aux stimulants le nom de purgatifs, il y aura des médecins qui les emploieront, et des peuples entiers qui croiront à leurs effets. Cette matière crêmeuse n'est autre chose qu'une sécrétion épaisse, fruit du travail

inflammatoire. A peine sera-t-elle évacuée, que le stimulant en provoquera la sécrétion plus abondamment
encore.

L'ALOÈS. Cette gomme-résine, aussi de nature stimulante, est donc aussi un PURGATIF; mais elle a de
plus la propriété de stimuler le rectum, surtout vers
la région de l'anus; la plus petite dose de cette substance produit une vive irritation du rectum: elle agit
avec d'autant plus d'énergie qu'elle s'approche de l'anus.
Et ce n'est point commettre une sorte d'homicide que
de l'administrer dans le choléra ! Il n'est point, dit-on,
de malade qui ait guéri, ou qui n'ait succombé, qui
n'ait usé de ce remède. Certes, ces derniers ont dû
former le plus grand nombre.

OPIUM. Ce médicament a au moins l'avantage
d'être d'un effet douteux. C'est peut-être celui dont
les propriétés sont le moins connues; et cela est si
vrai, qu'un médecin habile a besoin de connaître de
longue main la constitution d'un sujet, pour employer
utilement, ou plutôt sans danger, cet agent mysté-
rieux. Il est à craindre que l'atrocité des douleurs, ne
déterminant le médecin à prescrire de trop fortes doses,
l'opium n'irrite ou ne paralyse au lieu de calmer.

EXTRAITS DE JUSQUIAME, DE CIGUE, DE NOIX-VOMIQUE,
Ces poisons affaiblis sont employés comme calmants.
S'ils conservent quelque énergie, ils la déploient sur
le système nerveux, qu'ils irritent, ou qu'ils ÉTONNENT
et paralysent; s'ils n'en conservent point, leur effet
est nul. Il en faut dire autant de l'EAU DISTILLÉE DE
LAURIER-CERISE, qui n'est que de l'acide hydrocyanique
très-étendu d'eau. Chacun sait que cet acide, le plus
violent de tous les poisons, paralyse en un instant les
nerfs, et éteint la sensibilité; on l'emploie très-affaibli
comme calmant, ou antispasmodique. Enfin, on a eu

recours au SOUS-NITRATE DE BISMUTH, qui n'est autre chose que le blanc de fard. Cette substance styptique, caustique, est très-vénéneuse; injectée dans les veines, introduite dans l'estomac, elle donne promptement la mort aux animaux. Des angoisses, des vomissements, la diarrhée ou la constipation, des coliques, des vertiges, tels sont les effets qu'elle produit chez les hommes. Et c'est encore un remède anglo-germano-russe contre le choléra !

HUILE DE CAJEPUT. Cette huile vient de l'île de Banda, une des Moluques. Son odeur agréable, mais très-pénétrante, semblable à celle du camphre mêlé de thérébentine, décèle assez ses propriétés stimulantes. Aussi est-elle en faveur chez les Allemands, mais sagement rejetée par la médecine française. Très-chère et très-rare d'ailleurs, elle trouverait facilement ses équivalents parmi nos produits. On la préconise aujourd'hui. Nos journaux devraient au moins, avant d'indiquer de tels remèdes, consulter la saine doctrine.

Mais ce qu'il y a d'étonnant, et ce qui nous paraît être le comble de l'incertitude et de la contradiction, pour ne rien dire de plus, c'est que ces étonnants médecins joignent à de tels procédés l'emploi des adoucissants et des dérivatifs. On conçoit que la mort du malade n'en est que retardée, et que l'heureux effet des uns étant neutralisé par la funeste influence des autres, quand toutefois ceux-ci ne prédominent pas, le malade est seulement un peu plus tourmenté que si on l'abandonnait à lui-même.

Il était important de faire connaître les propriétés de quelques-unes des substances employées comme remèdes par les médecins étrangers; on en conclura avec raison que peu de malades doivent survivre à ce traitement barbare. Nous en prenons occasion de conjurer nos concitoyens, dans cette circonstance, comme dans toute autre semblable, de ne point avoir recours à la préparation meurtrière nommée médecine de Leroi : elle vaut à elle seule tous ces remèdes allemands et russes.

Concluons donc que dans les pays où il a éclaté, le choléra est favorisé, 1° par le climat et la manière de vivre des habitants; 2° par la nature des lieux; 3° par la méthode curative la plus vicieuse.

De pareilles scènes se sont passées sous nos yeux, sans nous avoir causé beaucoup d'effroi. C'est dans les hôpitaux, dans les tristes asyles de la misère, que les maladies épidémiques éclatent, et sévissent avec fureur; car j'ai vu périr presque tous les fiévreux, surtout dans les hôpitaux, sous l'empire de l'ancienne méthode, qui prodiguait toniques, purgatifs et vomitifs. Élève de l'ancienne école, j'ai d'abord exercé mon art d'après les mêmes principes, et je voyais succomber avec regret, quoique sans remords, des malades que je croyais frappés mortellement; mais bientôt ne pouvant résister à la force de la vérité, et bravant en quelque sorte les bienséances, j'osai un des premiers pratiquer la méthode découverte par l'immortel Broussais. Quelle fut ma joie d'en voir les heureux succès! Mais aussi quels furent mes regrets de n'avoir pas brisé plutôt la chaîne des préjugés! Et il est de fait qu'aujourd'hui, si l'on peut enlever à ces malheureux les moyens de se nuire, jeunes, vigoureux pour la plupart, ils succombent très-rarement.

Au reste, la maladie dont on nous effraie, change évidemment de caractère selon les lieux. Il paraît qu'elle sévit avec une force non interrompue en Russie, dans l'Inde, en Pologne, en Tartarie. Ailleurs, elle n'a fait que passer, et peu de malades ont péri; c'est qu'à mesure qu'elle s'avance vers les pays civilisés, elle rencontre plus d'obstacles. On sait également que dans le moyen âge, temps où l'Europe, l'univers même était plongé dans les plus épaisses ténèbres de la barbarie et de l'ignorance, les maladies épidémiques ou pestes, car elles portaient toutes ce nom, étaient bien plus fréquentes et plus meurtrières qu'aujourd'hui. Par une raison semblable, le contraire a eu lieu chez les peuples qui ont rétrogradé. Ainsi, les Égyptiens jouissaient d'un air salubre, d'une longue vie et d'une santé florissante, et l'Égypte était une des contrées les plus peuplées du globe, lorsque le régime sanitaire était prescrit par la loi, que l'on nettoyait avec soin les canaux du Nil, et qu'au lieu d'enterrer les morts dans une terre annuellement délayée par les eaux du fleuve, on absorbait par l'embaumement tous les miasmes délétères qui s'échappent des cadavres putréfiés ; aujourd'hui que toutes ces précautions sont oubliées, la peste est endémique en Égypte.

Le choléra est peu à craindre en France. Dans notre France, l'air en général est pur, les eaux saines, et le sol n'y est presque nulle part marécageux. Le paysan jouit d'une honnête aisance, son habitation est assez spacieuse pour sa famille, il est propre sur soi, et ne souffre ni vermine, ni maladie dégoûtante et invétérée. Les légumes les plus sains, et lorsque ses moyens le lui permettent, une nourriture végéto-animale entretiennent chez lui la force et la santé : il boit peu de vin, et ceux mêmes qui ont quelque fortune, usent modérément de cette boisson. L'eau-de-vie et les liqueurs spiritueuses trouvent peu de consommateurs dans nos campagnes. Dans nos villes, la classe moyenne et la classe ouvrière qui s'élève au-dessus de la misère par le travail, ont en partage la sobriété, la frugalité, la tempérance. On dirait que les excès les plus honteux sont réservés à l'indigence qui sacrifie tout pour un moment de jouissance, et à la richesse qui croit ne devoir s'en interdire aucune. Mais comme les précautions sanitaires sont les mêmes pour toutes les classes de la société, il en résultera que tous ne voudront, ou ne pourront pas les observer. Nous allons cependant les indiquer, non-seulement comme moyens préservatifs contre la maladie régnante, mais comme règles hygiéniques dont la pratique sera également utile dans tous les temps.

Les prédispositions aux maladies inflammatoires, et par conséquent au choléra, sont un tempéramment sanguin, pléthorique, bilieux, nerveux, irritable ; en général les sujets lymphatiques, et ceux chez lesquels aucune fonction vitale ne prédomine, y sont beaucoup moins exposés.

Prédisposition aux maladies inflammatoires

Le passage subit du chaud au froid, un repas copieux, une nourriture ou trop grossière ou trop exquise, peuvent, dans tous les temps et sous toutes les températures, faire éclater le choléra : telles en sont les causes déterminantes.

Nous ne déciderons point ici la question importante et si souvent répétée, de savoir si le choléra est contagieux ou non. Il est certain que quand une disposition atmosphérique est favorable au développement d'une maladie, plusieurs individus en sont frappés à la fois : il n'y a pas là de contagion. Mais si la maladie fait des progrès, la fétidité de l'haleine, les déjections, l'état presque cadavéreux du sujet, l'entourent d'une atmosphère qu'il est dangereux de respirer : et si le nombre des malades s'augmente, s'ils sont entassés dans le même lieu, il s'y forme indubitablement un foyer de mort et de corruption, il s'en exhale des émanations de nature à faire éclater la même maladie dans toute sa violence.

Le Choléra est-il contagieux? dans quel cas?

 Ce que nous venons de dire nous dicte en quelque sorte les préservatifs suivants.

On s'interdira les vins généreux, alcooliques, trop acides, les liqueurs, et l'on n'usera que modérément des vins légers de nos départements; on fera même sagement de ne boire que du vin coupé de moitié d'eau.

On bannira de sa table les mets épicés, les viandes noires et échauffantes; les œufs de poissons, la viande de porc, toujours de difficile digestion.

En général, plus une viande est riche en fibrine et en osmazôme [1], plus est elle est avidement absorbée par la membrane gastrique, à cause de l'analogie d'organisation : ainsi plus l'estomac est disposé à s'irriter pendant la digestion. Dans les préparations végéto-animales, ces principes activent l'inerte fécule et le froid mucilage de la plupart des plantes légumineuses.

Certains docteurs proscrivent la salade, le concombre, les fruits. Cette interdiction ne paraît devoir s'appliquer qu'aux individus qui digèrent difficilement: quant à ceux qui sont doués d'une constitution ordinaire, nous leur recommandons au contraire l'usage de la nourriture végétale et surtout des fruits, pourvu qu'ils soient bien mûrs : nous reconnaissons au reste que l'excès est nuisible en cela comme en toute autre chose.

Nous avons dit ailleurs que le melon, la citrouille et le concombre sont très-rafraîchissants; et si l'on en mange trop, ou si l'on en use lorsque l'estomac est faible ou irrité, on peut redouter une réaction subite causée par l'excessive fraîcheur de ces aliments: mais l'usage modéré en est généralement salutaire.

La salade, dont le froid végétal est tempéré par le sel, le vinaigre et l'huile, est un aliment aussi sain qu'agréable quand elle est bien faite.

____

[1] Voyez notre Avis au Peuple, substances alimentaires.

Les appartements vastes, bien aérés, qui ne seront exposés ni à l'humidité ni à une grande chaleur, seront les plus sains dans cette circonstance comme dans toute autre.

Les personnes soumises à des écoulements habituels ou périodiques se garderont bien de les supprimer : une inflammation ne tarderait pas à être produite par l'afflux du sang refoulé à l'intérieur : et si telle est la constitution de l'air, le choléra se manifestera de préférence à toute autre maladie qui ne serait peut-être pas moins grave.

Les vêtements doivent être l'objet de quelque attention. Les étoffes cotonneuses, laineuses, en général hérissées de villosités, absorbent facilement les gaz et les vapeurs aqueuses, véhicule fidèle des miasmes : les surfaces unies, polies, au contraire, les repoussent : telles sont les soies, les toiles glacées, cirées, le taffetas gommé.

Les sujets pléthoriques, bilieux, doivent s'imposer un régime plus sévère, et se garder de dépasser les bornes de leur appétit; et s'ils se sentent le moindre malaise, la moindre prédisposition à l'irritation gastrique, ils en arrêteront les progrès par une abondante saignée du bras.

Des bains longs et fréquents appelant une douce excitation à la peau, préviendront l'inflammation interne : d'un autre côté ils assouplissent les viscères en y introduisant des molécules aqueuses en vertu de la force absorptive de la peau, et préviennent cette rigidité des tuniques intestinales, qui en accompagnent toujours l'irritation.

Les lavements produiront le même effet d'une manière encore plus locale : on les gardera le plus longtemps qu'il sera possible.

Précautions générales à l'égard des malades.

Quant aux précautions à prendre près d'un malade, elles se réduisent à peu de chose. Ici nous sommes loin d'approuver ceux qui se montrent timides jusqu'à l'inhumanité, et remplissent de terreur l'ame d'un ami ou d'un de leurs proches, par l'appareil presque ridicule de leurs préservatifs.

Que le malade soit placé dans une pièce vaste et bien aérée, où il ne règne pas une grande chaleur ; que son lit ne soit pas enfoncé dans une profonde alcove ; que les déjections disparaissent dès qu'elles ont eu lieu, et qu'il soit entretenu dans la plus grande propreté : non seulement de tels soins formeront une partie importante du traitement, mais encore on pourra en approcher sans crainte.

Gens dont l'approche est dangereuse pour le malade.

Éloignez de lui ceux qui, le croyant imprégné d'un poison irrémédiable et transmissible au simple contact, n'oseraient le toucher qu'en tremblant : les déjections même que produit une maladie inflammatoire sont-elles un virus actif et pénétrant comme l'acide hydrocyanique ou le venin d'une vipère ? Ridicule terreur ! N'a-t-on pas vu dans le cours des épidémies les plus meurtrières, des hommes courageux et dévoués, toucher les malades, leur prodiguer tous les soins qu'exigeait leur état, manier les vêtements les plus salis de produits morbides, et ne pas être atteints de la maladie régnante ?

Au reste, y eût-il du danger, il faudrait le braver : mais s'il y en a, il ne peut résider que dans les miasmes atmosphériques absorbés par les voies respiratoires ou digestives : et ce danger est d'autant plus faible, que l'on suit mieux les préceptes que nous venons de tracer.

Faut-il les réunir en un même lieu ?

Ce serait donc une ineptie et une inhumanité dignes d'un gouvernement asiatique, que d'arracher à leur famille, par mesure sanitaire générale, ceux qui seraient atteints de la maladie dont on redoute l'invasion : ce serait former, de propos délibéré, un foyer d'émanations dangereuses pour toute la société, et un lieu de sépulture pour les malheureux qu'on y aurait entassés.

Cependant il est prudent de ne pas s'approcher à jeun d'un malade, car les émanations toujours mal saines qu'il exhale, ont plus de prise sur l'estomac dont rien ne protége alors le tissu muqueux ; il serait au moins inutile de s'en approcher au point de respirer son haleine, puisque l'air qui sort même des poumons d'un homme sain est au moins impropre à la respiration.

Au reste, lorsqu'une maladie épidémique se déclare, nous ignorons profondément les causes qui l'ont déterminée, à moins que ce fléau n'ait été précédé de l'éruption de quelque volcan, d'une famine, de l'exhumation des morts, ou enfin de nombreuses et sanglantes batailles après lesquelles on aura laissé les corps sans sépulture : dans ces circonstances, les gaz les plus nuisibles se dégagent et infectent au loin l'atmosphère. Hors ces cas, les miasmes délétères échappent à l'analyse chimique, et les plus habiles se perdent en conjectures. Mais, soit qu'on attribue ces qualités nuisibles de l'air à une surabondance de fluide électrique, soit qu'on suppose qu'une ou plusieurs planètes en conjonction avec la nôtre, ou enfin une comète à son passage près de la terre, nous transmettent, par voie d'attraction ou d'affinité, quelques couches de leur atmosphère, nous avons alors peu de moyens de désinfecter la nôtre. Et comme nous voyons qu'en général une disposition très-prononcée aux maladies inflammatoires est le résultat le plus connu de ces phénomènes, le degré de température le plus modéré, le régime de vie que nous avons conseillé, mais surtout l'attention de respirer un air sec, quelle qu'en

Connaît-on les causes des épidémies?

Est-il besoin de désinfecter l'air?

soit la température, seront les préservatifs les plus certains.

Les ventilations, le dégagement de vapeurs de chlore
seront utiles pour désinfecter partiellement l'air, dans
les lieux infectés par la réunion des malades, des morts,
par des amas de déjections impures. Cependant les
ventilations, en renouvelant l'air, dispersent au loin
les miasmes : au lieu que les gaz absorbants s'en em-
parent et les neutralisent. Voyez dans notre Avis au
Peuple, article émanations, les moyens de produire
des gaz désinfectants.

Nous ajouterons que les gaz où entrent le chlore, le
carbone, les alcalis, sont très-irritants : et que s'ils
préservent les personnes en santé qui approchent des
malades, ils peuvent produire sur ceux-ci de funestes
effets, à moins qu'on ne les déplace au moment où
ces gaz se développent : et nous ne craignons pas de
répéter que le meilleur moyen de désinfecter l'air est
de ne pas l'infecter, en évitant de produire des masses,
des foyers de corruption.

Laissez les malades à de grandes distances les uns
des autres ; la guérison sera prompte, et le dégagement
de gaz hydrogénés, sulfurés presque nul.

Porter sur soi des subtances fortement odorantes,
telles que du camphre, du girofle, de l'ail, etc., ce
n'est point désinfecter l'air. Les émanations qui s'en
échappent n'absorbent point les gaz pernicieux ; elles
affectent les nerfs, et incommodent les malades dont
on s'approche.

Mais lorsque par une mesure aussi insensée que ty-
rannique, on a entassé dans ces lieux de mort nommés
lazarets, une foule de malades et de mourants, bientôt
l'air est alors véritablement empesté. Il se charge en
effet d'émanations putrides et des gaz les plus délé-

tères que puissent dégager les cadavres et les déjections morbides : sous ce rapport, les réduits infects qu'habitent les nations esclavones, tartares et hongroises, sont de véritables lazarets.

Ici nous ne prétendons point nous élever contre les sages mesures adoptées par le Gouvernement pour empêcher l'introduction d'individus ou de choses suspectes ; DANS LE DOUTE, ABSTIENS–TOI est un précepte dont l'application est presque toujours d'un effet salutaire. Ainsi nous sommes loin d'approuver ce médecin qui propose de jeter au milieu de nos départements des objets imprégnés au plus haut degré des produits infects du choléra : car nous répéterons à satiété que ce qui rend les maladies contagieuses, c'est l'infection de l'air produite par les malades entassés, les cadavres en grand nombre inhumés sans précaution, et surtout par les linges, les vêtements et les lits couverts de matières impures : nous assurons qu'à l'aide de ces circonstances, toutes les maladies deviendront épidémiques.

Tandis que la médecine austro-russe rétrograde, que les docteurs hongrois [1] expédient promptement leurs malades avec les préparations bismuthiques, et que la population grossière de ce pays exerce sur eux une vengeance cruelle, écoutons ce que prescrivaient différentes autorités, long-temps avant l'heureuse révolution survenue dans l'art médical.

Anciens médecins plus sages que les médecins étrangers de nos jours.

ENCYCLOPÉDIE, édition de 1779. « Il faut faciliter « et hâter l'évacuation, en donnant abondamment de « l'eau chaude mêlée avec quelques mucilages. On « rendra le ventre libre par des clystères huileux et « émollients ; les bouillons les plus légers faits avec un « poulet bouilli dans six pintes d'eau de fontaine, en-

Traitement indiqué par eux.

« sorte QUE LA LIQUEUR AIT A PEINE LE GOUT DE LA
« CHAIR, SONT EXCELLENTS. Sydenham recommande de
« faire un grand usage de ces bouillons pris chaude-
« ment. Il en ordonne en même temps une grande
« quantité en clystères, successivement, jusqu'à ce que
« le tout ait été reçu dans le corps, et en ait été rejeté
« par le vomissement ou par les selles. On peut ajouter
« tant dans la partie qu'on donnera en boisson, que
« dans celle que l'on fera prendre par les clystères,
« une once de sirop de laitue, de violettes ou de pour-
« pier. Au reste la liqueur seule produirait assez d'effets.
« Au défaut d'eau de poulet, on peut substituer des
« décoctions d'orge ou d'avoine, qui tendent au même
« but. Le petit-lait est encore extrêmement propre à
« corriger l'acrimonie des humeurs et à éteindre la soif
« des malades.

« Mais l'usage DES ASTRINGENTS, DES ALEXIPHAR-
« MAQUES ¹, DES OPIATES, DES PURGATIFS, DES LAXA-
« TIFS, qu'on emploie ordinairement, est très-dange-
« reux ; car on augmente l'agitation et l'on produit
« un nouveau trouble.

« .... Elle n'est pas moins dangereuse, (dit le docteur
« écossais Aiton Douglas en parlant de cette maladie)
« lorsqu'on la traite par une mauvaise méthode, telle
« qu'est celle que propose Ettmuller, qui recommande
« les vomitifs, les purgations et les sudorifiques, ce
« qui me paraît être la même chose que si on jetait de
« l'huile dans le feu.

« Si les personnes qui sont attaquées de cette ma-
« ladie ne sont pas trop épuisées, quand je suis appelé
« pour les voir, je leur fais boire largement et à trois
« ou quatre reprises de l'eau chaude, qu'ils rejettent

---

¹ Toniques, excitants, autrefois regardés comme propres à combattre
les prétendus VIRUS des maladies.

(23)

« toujours par le haut. Immédiatement après, je leur
« conseille de boire à grands traits d'une décoction de
« pain d'avoine sans levain ni levure de bière, et d'une
« couleur approchante de celle du café brûlé ; cette
« décoction doit avoir la couleur du café, quand elle
« est faible, etc.

« Faites prendre au malade des torrents de boissons
« adoucissantes, s'écrie Tissot.

Ceux de nos compatriotes qui ont des idées saines
sur les propriétés générales des substances des trois
règnes, et qui ne répètent point machinalement les
adages absurdes de l'ancienne médecine, ont dû être
profondément étonnés d'entendre les membres d'une
commission savante nous apporter les remèdes d'au-
delà du Rhin, et développer sans le combattre, le
système erroné des médecins de ces contrées, qui probablement ont mieux aimé conserver leurs préjugés,
que de recevoir de nous la lumière de la vérité.

Au régime adoucissant que nous conseillent des
autorités déjà si anciennes, nous ferons de légères
modifications dues aux principes alors peu connus,
sur lesquels il fut sans doute établi.

Traitement
dicté par l'état
actuel de la
science.

Les boissons seront tièdes, très-peu chargées de
mucilage ou de parties nutritives quelconques, quand
le mal est dans sa force : on les supprimera même to-
talement, tant que l'estomac sera trop irrité pour rien
conserver : car il s'agit, non de favoriser les évacua-
tions, comme le disent l'Encyclopédie et Tissot, mais
de calmer la violente irritation qui les provoque.

On ne cessera d'administrer des lavements mucila-
gineux, huileux, mais on n'introduira qu'une très-
petite quantité de liquide à la fois, d'abord pour ne
pas précipiter encore les contractions déjà si fréquentes
de l'intestin, pour ne pas lui faire subir une tension

douloureuse, mais encore pour que le liquide adoucissant soit conservé assez long-temps pour produire
l'effet qu'on en espère.

On aura soin de n'user que des huiles les plus
douces et les plus récentes, et de ne le faire qu'avec
modération. En petite quantité, et en lavement, l'huile
assouplit les membranes ; mais, considérée comme
substance alimentaire, son effet est de stimuler. Ainsi
qu'on se garde bien d'employer les huiles chargées de
principes résineux et d'arôme, telle que celle de ca-
jéput, par exemple : l'eau de graine de lin, un peu
d'huile d'amandes douces, telles sont les substances
grasses dont on peut se permettre l'emploi.

Dès l'apparition des douleurs, on appliquera un
grand nombre de sangsues aux points douloureux ; on
laissera saigner abondamment les piqûres, et l'on fa-
vorisera l'écoulement du sang par des cataplasmes
chauds, émollients, surtout de fortes décoctions de
graine de lin.

Si le sujet est robuste, pléthorique, et qu'il n'ait pas
encore perdu ses forces, une abondante saignée du
bras, en diminuant la masse et la force du torrent
circulatoire, préviendra un afflux de sang et une concentration trop considérables. Cette saignée n'empê-
chera cependant point de poursuivre la douleur en
appliquant des sangsues partout où elle éclatera.

Si déjà le malade est affaibli, s'il n'est pas d'une
constitution robuste, c'est au médecin à proportionner
à l'état du sujet ce puissant révulsif, dont l'homme
habile ne s'interdit l'usage qu'à regret. S'il n'est plus
permis d'y avoir recours, les rubéfiants ou vésicatoires
pourront encore appeler à l'extérieur la violente inflammation qui va tuer le malade.

Mais lorsque les causes déterminantes agissent avec

toute l'intensité dont elles sont susceptibles, l'invasion du mal est si prompte, que tout le système nerveux interne, c'est-à-dire le grand nerf sympathique avec ses ramifications, est frappé comme de la foudre : tous les signes d'une subite extinction de la sensibilité se déclarent : l'inflammation ni la fièvre n'ont le temps de se développer, et à peine le médecin a-t-il le temps d'essayer de ranimer le malade. On ne peut se déguiser que de tels accidents sont suivis d'une mort aussi prompte qu'infaillible : alors les frictions chaudes et fortement aromatiques, les sinapismes, les rubéfiants, les vésicatoires [1] doivent être promptement et largement administrés. On peut même hasarder quelque potion légèrement tonique et aromatique, pour ranimer la vitalité des nerfs. N'oublions pas, que même dans les cas ordinaires et peu graves, les excitants à la peau doivent être employés, empêcher que l'irritation ne se concentre.

Nous voyons rarement, et nous ne verrons pas plus fréquemment sans doute, éclater le mal avec cette redoutable intensité, puisqu'aucune des conditions qui le favorisent chez les peuplades barbares n'a lieu parmi nous. Tous les journaux attribuent à la malpropreté, à l'entassement des individus, au mauvais régime alimentaire, à l'abus de la plus mauvaise eau-de-vie, la mortalité qui afflige ces contrées.

L'intempérie des saisons, leurs vicissitudes et les changements subits de température, l'humidité chaude ou même froide, développent en tout temps et en tout pays des irritations intestinales que d'autres circonstances peuvent aggraver. Nous savons par expérience que maintenant peu de sujets succombent : mais si dans l'état de santé chancelante on use de préservatifs, si

____

[1] Voyez notre Avis au Peuple.

même quand on se porte bien on ne néglige point cer-
taines précautions , on a peu à craindre l'invasion de
ces maladies.

Préservatif contre toutes les dispositions inflammatoires.

Les préservatifs les plus sûrs et les plus commodes
que l'on puisse joindre au régime que nous avons indiqué , lorsque la constitution de l'air prédispose émi-
nemment aux maladies , nous paraissent être les infusions et les décoctions légères de feuilles , de fleurs , de
racines et de toutes les substances douées de propriétés
adoucissantes , les orangeades édulcorées avec les sirops
d'althéa , de gomme de Bouvart , etc. Les boissons com-
posées avec ces substances unies ou séparées , sont très-
agréables , et également salutaires dans l'état de santé
et dans l'état de maladie.

Résumé.

Tels sont les conseils auxquels nous avons cru
devoir nous borner ici. En effet , le danger de la maladie qui nous occupe est encore éloigné , son invasion
peu certaine , les ravages qu'elle exerce peu connus.
Selon les uns , elle immole tous ceux qu'elle atteint;
selon d'autres , elle est à peine connue dans les lieux
où l'on prétend qu'elle sévit , et particulièrement sur
le théâtre même de la guerre entre les Russes et les
Polonais. Quoiqu'il en soit , les terreurs pusillanimes
ne sont ni moins condamnables , ni moins nuisibles
même , qu'un mépris aveugle et stupide du danger.

Il existe une maladie épidémique qui décime la fange
de ces villes du Nord où la malpropreté et la chaleur
sont excessives , où l'on trouve à peine de l'air à respirer , enfin où le plus mauvais régime alimentaire et
le plus absurde empirisme concourent à la rendre grave
et contagieuse. Nous lisons dans une brochure tout ré-
cemment imprimée , que les médecins de Varsovie
ont administré la poudre de Gayac infusée dans du
rum. Cette préparation meurtrière suffirait pour changer

le plus faible dérangement de l'estomac en dysenterie
ou en choléra; et nous avons lieu de nous étonner que
l'auteur se contente de citer un tel remède sans en faire
vivement sentir le danger.

Les précautions générales de régime et surtout de
propreté que nous avons indiquées dans cet opuscule,
nous ont paru devoir suffire. Il est une foule de mi-
nuties, de pratiques en quelque sorte superstitieuses
qui ne doivent point être citées dans un ouvrage sérieux
et méthodique. C'est à la tendresse ingénieuse des
épouses et des mères qu'il faut laisser le soin d'entrer
dans ces détails : il est une infinité de précautions,
d'attentions que l'activité de leur zèle rend aussi utiles
qu'intéressantes, et que nous n'exprimerions qu'avec
sécheresse, ou peut-être d'une manière ridicule.

D'ailleurs, il en est de la doctrine médicale comme
des autres sciences, soit exactes, soit physiques, soit
morales même, où la multitude des moyens isolés,
dépourvus de liaison et d'ensemble, ne décèlent que
la petitesse des vues et l'absence d'une méthode générale.

NANCY, DE L'IMPRIMERIE DE C.-J. HISSETTE, IMPRIMEUR DE L'ACADÉMIE.

[illegible]

 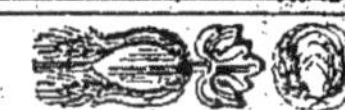

OUVRAGE DU MÊME AUTEUR.

NOUVEL AVIS AU PEUPLE SUR SA SANTÉ, ou Exposi-
tion et Développement des principes modernes de la Médecine, à l'usage des personnes qui n'ont pas étudié cette science,
et spécialement destiné à indiquer à la société les Causes, les
Moyens préservatifs et le Traitement des maladies inflammatoires ;

CONTENANT :

1.° L'Histoire abrégée des premiers âges de la Médecine chez divers
peuples;

2.° L'Exposé des propriétés alimentaires et médicamenteuses des prin-
cipales substances des trois règnes;

3.° Une courte Description de l'organisme et des fonctions des princi-
paux organes;

4.° La Description et le Traitement des maladies, suivis d'une Notice
sur les morts apparentes.

PRIX { de l'Avis au Peuple sur sa santé........ 6 fr.   »
{ de l'Instruction sur le Choléra-morbus.. 1 fr.   5oc.

www.ingramcontent.com/pod-product-compliance
Ingram Content Group UK Ltd.
Pitfield, Milton Keynes, MK11 3LW, UK
UKHW020131080726
13614UKWH00005B/2179